CONTRIBUTION

A

L'ÉTUDE DE LA GRIPPE

PAR

Le Dr CHAUVEAU

PARIS

IMPRIMERIE G. ROUGIER ET Cie

1, RUE CASSETTE, 1

—

1884

CONTRIBUTION

À

L'ÉTUDE DE LA GRIPPE

CONTRIBUTION

A

L'ÉTUDE DE LA GRIPPE

PAR

Le Dr CHAUVEAU

PARIS
IMPRIMERIE G. ROUGIER ET Cie
1, RUE CASSETTE, 1

—

1884

AVANT-PROPOS

Les nombreux cas de grippe que nous avons observés récemment dans les différents services de l'Hôtel-Dieu, nous ont porté depuis quelque temps à diriger nos études de ce côté. Frappé, dans nos examens répétés sur des malades atteints par l'influenza, de certaines formes sinon anormales, du moins peu fréquentes dans l'épidémie actuelle, nous avons recueilli plusieurs observations qui nous ont paru dignes d'être publiées et analysées avec soin en les rapprochant de cas analogues cités dans les épidémies antérieures.

D'autre part, quelques matériaux mis à notre disposition par M. Albert Mathieu, chef de clinique de la Faculté, avec une obligeance dont nous ne saurions trop le remercier, nous ont permis d'étudier de près un phénomène intéressant de la grippe qu'il a rencontré dans un certain nombre de cas et qu'il étudie en ce moment. Nous voulons parler de l'hypertrophie de la rate.

Nous avons également cherché, bien que le temps nous ait manqué pour faire des recherches aussi multipliées que nous l'aurions désiré, si les faits que nous avons constatés dans le salles de l'Hôtel-Dieu n'avaient pas été également notés dans d'autres services hospitaliers. Or, si dans quelques-uns, l'épidémie grippale a été étudiée avec un soin particulier, nous avons appris avec étonnement que dans d'autres cette maladie n'avait pas fait son apparition. Dans les services auxquels nous faisons allusion, on a bien observé des malades dont les uns étaient atteints de brochite, les autres d'embarras gastrique, etc., mais on n'a pas porté le diagnostic « grippe. » Il faudrait conclure de ce fait que l'épidémie grippale actuelle a été confinée dans certains quartiers de Paris, ce qui n'est pas le propre de la grippe, bien au contraire; car les épidémies de grippe ont presque toujours été générales, c'est-à-dire qu'elles ont envahi tout le continent européen à la fois, marchant généralement de l'est à l'ouest. Il est vrai qu'actuellement et surtout depuis l'année 1861 on n'observe plus ces épidémies plus ou moins graves qui ne pouvaient échapper à aucun observateur et que l'endémie légère qui règne sur Paris avec plus ou moins de recrudescence n'est constituée que par des cas peu intenses et dont l'interprétation peut parfois prêter à confusion.

Cependant il est évident, comme le prouve une observation attentive des faits, que la grippe existe actuellement à Paris et que précisément à cause de la bénignité fréquente des symptômes généraux, ces derniers ont passé inaperçus. On peut dès lors conclure que la grippe est actuellement souvent méconnue et que bon nombre de bronchites simples et d'embarras gastriques, voire même de pneumonies, ne sont que des grippes à localisation prédominante sur les bronches, le tube digestif ou l'appareil pulmonaire.

Comment éviter de semblables erreurs ? Comment trancher la question de savoir si dans un cas donné on doit affirmer l'existence d'une grippe avec telle ou telle localisation, ou bien si l'on doit admettre l'existence d'un simple catarrhe ? C'est ce que nous cherchons à élucider dans un premierchapitre et, pour ce faire, nous rappellerons, en insistant sur chacun d'eux, les caractères fondamentaux de l'influenza.

En second lieu nous aurons à parler d'un signe objectif d'une grande importance et que nous venons de signaler : l'augmentation de volume de la rate. L'importance de ce phénomène est double : d'une part, elle confirme la nature miasmatique de la maladie ; d'autre part, elle constitue un signe négatif qui n'autorise plus à fonder la distinction de la grippe et de la fièvre typhoïde sur l'état de la rate. Et comme corollaire de cette dernière remarque, nous pouvons affirmer qu'un grand nombre de diagnostics établis prématurément d'après la splénomégalie ont dû être entachés d'erreurs. Les fièvres typhoïdes qu'on a diagnostiquées ont été quelquefois des grippes. De l'étude de l'augmentation de volume de la rate dans la grippe nous ferons l'objet de notre second chapitre.

Enfin, dans un troisième et dernier chapitre, nous étudierons quelques cas de grippe à localisation intéressante et nous ferons suivre notre exposé des observations qui y sont relatives.

Arrivé au terme de mes études, je n'ai garde d'oublier toute la reconnaissance que je dois à M. le professeur Peter notre président de thèse, et à M. le professeur Jaccoud pour les lumières que j'ai puisées à leurs savantes leçons et pour la bienveillance dont ils m'ont toujours honoré. Je les prie d'agréer ici toute ma gratitude.

CARACTÈRES FONDAMENTAUX DE LA GRIPPE

Les caractères fondamentaux de la grippe sont basés sur la nature épidémique de la maladie. Cette condition prime toutes les autres au point de vue nosologique. Il est vrai qu'en fait son importance est moindre, car à Paris, depuis la fin de l'hiver de 1861, l'influenza persiste à l'état d'endémie légère et ne subit qu'à intervalles irréguliers, mais fréquents, de nombreuses recrudescences.

En l'absence du caractère épidémique, nous avons du moins quelques données certaines qui nous sont fournies par l'étude clinique des malades. La grippe est une maladie générale à manifestations locales; par conséquent toute phlegmasie catarrhale se manifestant par des symptômes localisés à l'organe atteint n'est pas une grippe. Et sous le nom de phénomènes généraux, nous ne comprenons nullement la fièvre, compagne obligée de toute inflammation aiguë, même catarrhale, lorsqu'elle atteint un certain degré d'intensité. La caractéristique de la grippe, c'est la prédominance des symptômes généraux sur les symptômes locaux, lesquels sont habituellement mobiles, diffus et peu accentués. La grippe est ainsi différenciée des catarrhes localisés par ses affinités avec les autres maladies générales auxquelles le professeur Jaccoud assigne pour caractères distinctifs « l'absence de localisation fixe, univoque, et la diffusion des déterminations morbides. » Bien plus, les accidents prédominants ne sont pas forcément des déterminations catarrhales sur les voies aériennes; ils peuvent être grandement atténués au profit des manifestations sur les organes digestifs ou sur l'encéphale. Ces faits justifient pleinement la définition de l'influenza donnée par M. Jaccoud et qui est la suivante : La grippe est une maladie générale dont les déterminations locales occupent l'appareil respiratoire auquel elles peuvent rester limitées, tandis que, dans d'autres cas, elles affectent en même temps, avec une intensité variable, le système cérébro-spinal et l'appareil digestif.

A toutes les époques, en effet, il en a été ainsi. Depuis la première épidémie qu'on puisse vraiment rapporter à la grippe, on a observé ces caractères. Cette épidémie est celle dont parle en ces termes Etienne Pasquier en 1643. (Etienne Pasquier : *Recherches de la France*, Paris, 1643, livre IV, chap. XXVIII), et qui a sévi en 1403 : « Plus de cent mille personnes à Paris perdirent le boire, le manger et le reposer... ou perdait tout pouvoir de son corps, n'osant toucher à soi nulle part... Sur tous ces maux, la toux était cruelle à tous, jour et nuit... néanmoins personne ne mourut; mais à peine paressoit personne estre guéri, car depuis que l'appétit de manger fust aux personnes revenu, si fust-il plus de six semaines après qu'on fust nettement guéri. »

Landouzy n'hésita pas à rapporter à la grippe cette épidémie qui reçut les noms de tac ou de horion. « Ne retrouve-t-on pas, en effet, dans la description de Pasquier, disent les auteurs du compendium, les principaux caractères de la grippe : la prostration, les douleurs contusives des membres, la toux, la longueur de la convalescence, la terminaison constamment favorable. »

L'intensité des mêmes phénomènes généraux, ou du moins leur prédominance, a été nette dans toutes les épidémies consécutives avec la même régularité.

Quoique la grippe ait beaucoup perdu de sa gravité depuis quelques années, la forme générale de la maladie n'a pas été altérée. Les symptômes généraux, si atténués soient-ils, ne font jamais défaut, et lorsqu'ils ne sont pas notés, on peut dire qu'en raison même de leur légèreté, ils ont passé inaperçus. « Quelquefois, dit Jaccoud (*Traité de la pathologie interne*, t. III), les symptômes sont encore plus rudimentaires et les malades, comme on l'a dit, ont la grippe sans le savoir; tout se borne à un simple malaise, à un sentiment de lassitude vague qui ne va pas jusqu'à la fièvre, mais qui est caractérisé par un léger coryza, de la céphalalgie, de l'inaptitude au travail, de la toux, de l'enrouement, le malade mange et boit comme à son ordinaire, il peut encore vaquer à ses occupations et dort bien pendant la nuit. Cette forme que l'on pourrait qualifier de fruste, n'est pas rare dans certaines épidémies, surtout à leur déclin. »

Dans ces circonstances mêmes, on le voit, le diagnostic de grippe est encore généralement facile. Il y a bien un certain degré de laryngo-trachéite et de coryza, mais ce qui domine, c'est le malaise, la lassitude, la céphalalgie, quelle que soit la faiblesse de l'intensité de ces phénomènes.

Dans les cas moyens, ceux surtout que nous avons en vue, ceux que nous avons particulièrement étudiés et dont nous publions les observations, voici ce que nous avons constaté.

La lassitude, l'abattement, la prostration sont les symptômes qui nous ont le plus frappé, à l'entrée des malades à l'hôpital. Leur visage exprime bien cette dépression des forces et dès le commencement de l'interrogatoire, on juge de suite du degré de courbature et d'accablement qu'ils éprouvent. Ils vous répondent qu'ils ont « mal partout »; mais on trouve plus spécialement des symptômes qui peuvent parfois en imposer pour une fièvre typhoïde au début : insomnies, bourdonnements d'oreilles, épistaxis, langue blanchâtre et tremblante, céphalalgie. Il est rare que ces symptômes se trouvent réunis avec la même accentuation que dans la fièvre typhoïde: la langue notamment est blanchâtre et étalée, mais non sèche et rouge sur les bords et à la pointe comme dans les cas de fièvre continue.

La plupart des individus que nous avons interrogés se plaignaient de douleurs contusives dans les membres, dans la poitrine, à l'épigastre et dans le dos. Ils se sentent brisés, anéantis et ont peine à répondre nettement à l'interrogatoire qu'on leur fait subir.

On a signalé des manifestations douloureuses sur le trajet de certains nerfs; nous en avons vu seulement deux exemples et nous en parlerons seulement à notre troisième chapitre; ces manifestations ne constituant pas un des caractères fondamentaux de la grippe.

A part ces troubles de dépression nerveuse, nous pourrions citer la fièvre, mais nous ne nous y arrêterons pas, et cela pour deux raisons : 1° elle peut exister dans un simple catarrhe à frigore; 2° il n'y a dans la grippe aucune constance dans les caractères de cette fièvre. Tantôt rapidement élevée et ressemblant à celle de la fièvre typhoïde dans la période ascendante, la courbe thermique se termine d'une façon plus brusque que dans cette dernière pyrexie; tantôt elle revêt le caractère intermittent. Enfin elle peut manquer. Dire qu'habituellement elle est plus intense et plus durable que dans le catarrhe simple, c'est affirmer son absence de valeur diagnostique réelle.

Tous les auteurs ont du reste insisté de préférence sur la prostration et les douleurs musculaires. « La prostration, dit Landouzy, est souvent telle que les malades quoique avec les apparences de la santé, sont obligés de se faire porter, étant dans l'impossibilité de se soutenir sur leurs jambes. » De plus la prostration est souvent le premier symptôme observé et persiste après la guérison; il prime donc par son importance les autres symptômes de la maladie. Les douleurs musculaires ont également beaucoup de valeur et les auteurs insistent autant sur leur constance que sur leur intensité et leur variabilité de siège.

Quant au facies, c'est, nous l'avons dit, celui d'un typhique. Bien qu'on ait voulu le comparer au facies grippé des cholériques et que ce symptôme ait été noté pendant l'épidémie de 1782 et en février 1837 par Richelot (*Recherches sur les épidémies de grippe*, etc. in *Arch. génér. de médecine*, IIe série, t. VII; *Presse médicale*), il n'a jamais été rencontré par les autres auteurs et s'il n'y a pas eu de causes d'erreur ou de complication, on peut dire que c'est un phénomène rare et sur lequel par suite nous n'avons à insister.

Nous mentionnerons au contraire tout spécialement la céphalalgie. Nous ne l'avons pas vue faire défaut. Plus ou moins intense, rarement générale, elle était le plus souvent frontale et plus spécialement sus-orbitaires avec douleur à la pression au niveau des nerfs sus-orbitaires, égale ou inégale des deux côtés. Cette céphalalgie, qui existe au début de la maladie, disparaît dans les premiers jours après l'entrée des malades. Nous l'avons trouvée en général plus forte chez les femmes que chez les hommes. Dans les cas où la localisation prédominait franchement vers le front et où le coryza était intense, nous avons pensé que le catarrhe des fosses nasales s'était propagé aux sinus frontaux, mais sans que nous ayons pu avoir la démonstration évidente de ce fait, car dans tous les cas, de par l'état de fatigue et de prostration du système nerveux, la céphalalgie existe.

Le coryza non plus n'a manqué dans aucun des cas que nous avons observés. Son début est marqué par une sensation de chatouillement, de picotement, de chaleur et de sécheresse dans les narines et par des éternuments répétés. La propagation aux sinus frontaux explique en partie, comme nous venons de le dire, la céphalalgie frontale parfois si intense et à caractère contusif et rend bien compte des épistaxis du début. Cependant nous le répétons, nous n'avons pu diagnostiquer avec certitude cette propagation. Le coryza doit compter au nombre des phénomènes constants de la maladie. Lorsqu'il paraît ne pas exister, c'est, suivant Landouzy, qu'il est masqué par d'autres symptômes. Il est noté dans toutes les épidémies et c'est avec une remarquable intensité qu'on l'a vu se manifester dans les épidémies de 1837 et de 1743.

Le larynx et la trachée, toujours atteints en même temps que la muqueuse pituitaire, annoncent leur invasion par la raucité de la voix, une sensation de picotement à la gorge, mais surtout par une toux fréquente, quinteuse, sèche, à timbre rude et bref qui l'a fait qualifier à juste titre de toux férine. Ce sont là les caractères habituels de cette toux, mais ils peuvent se modifier : la toux peut être humide et on peut observer une expectoration plus ou moins abondante. Graves a remarqué l'absence de bulles d'air dans cette expectoration et en fait un des caractères les plus frappants de la grippe. Ce fait ne nous a pas frappé. Enfin dans certains cas la toux est rare, insignifiante. Peut-elle manquer tout à fait? Cela doit être bien rare, même dans les cas où il y a nettement prédominance sur les voies digestives. Chez tous nos malades elle existait à un degré variable.

La dyspnée a également une grande importance. Nos malades, surtout les femmes, se plaignaient d'un vif sentiment d'oppression. Cependant la respiration était médiocrement accélérée et rien dans la poitrine ne pouvait expliquer cette gêne respiratoire. Dans certains cas, notamment en 1837, Vigla a signalé l'intensité de la dyspnée sans lésions capables de l'expliquer. En l'absence de toute espèce de complication broncho-pulmonaire, il faut de toute nécessité assigner à la dyspnée, remarquable alors par ses exacerbations et ses rémissions, une origine nerveuse. Ce phénomène révèle bien l'atteinte portée au système nerveux central par l'agent infectieux de l'influenza. On l'a attribué à la paralysie des nerfs pneumogastriques.

Malgré la prédominance de l'embarras gastrique, nous avons pu, dans quelques cas, faire le diagnostic de grippe malgré l'atténuation des phénomènes thoraciques, en nous fondant sur l'existence de l'ensemble symptomatique sur lequel nous venons d'insister. Nous en donnons plus loin une observation.

En résumé nous avons observé chez les malades que nous avons vus et nous avons trouvé mentionnée dans toutes les observations que M. Mathieu a bien voulu nous laisser parcourir, une série de symptômes sans lesquels le diagnostic de grippe n'aurait pu être établi et en présence desquels le diagnostic ne peut être nié.

Ce sont, en premier lieu des symptômes généraux caractérisés par une perturbation nerveuse plus ou moins intense et en second lieu quelques manifestations locales, coryza, toux, dyspnée, qui par leur constance ou par leur réunion acquièrent une grande valeur.

Bien que ces symptômes aient été consignés dans toutes les épidémies, nous avons montré qu'il en résultait des erreurs de diagnostic nombreuses. Il n'était donc pas inutile de les rappeler et d'insister sur leurs caractères afin de les tirer de l'oubli où beaucoup de praticiens paraissent les avoir laissés.

DE L'AUGMENTATION DE VOLUME DE LA RATE DANS LA GRIPPE

La grippe n'a jamais été, que nous sachions, considérée comme accompagnée de splénomégalie. M. Albert Mathieu nous ayant appris qu'il avait constaté ce symptôme dans le service de M. le professeur Sée et qu'il n'en avait pas trouvé d'exemples dans les auteurs, nous avons fait également des recherches à cet égard et c'est en vain que nous avons parcouru les traités de pathologie, les articles du dictionnaire et les relations des diverses épidémies.

Seul un auteur anglais, Peacock, qui a rendu compte de l'épidémie de grippe observée par lui à Londres en 1847, signale l'augmentation du volume de la rate. Mais la lecture des observations de Peacock, loin d'entraîner la conviction, montre de la façon la plus évidente qu'il s'est trompé, et a pris pour des grippes des fièvres typhoïdes, Un observateur aussi consciencieux ne peut être soupçonné d'avoir exposé le résultat de grossières erreurs de percussion. Peacock a certainement trouvé de grosses rates chez ses malades, mais quand il vient dire que ses malades sont morts et qu'il a trouvé à l'autopsie des ulcérations intestinales et une grosse rate, des congestions pulmonaires, on se demande comment il a pu conclure à l'influenza. Bien que ses malades aient présenté des symptômes nettement typhoïdes, et que l'épidémie de grippe coexistante ait pu être assez grave pour rendre pardonnable l'erreur de diagnostic faite du vivant des malades. Cependant devant le résultat de l'autopsie, le doute n'est plus permis et le diagnostic de fièvre typhoïde s'impose. Nous regrettons que la longueur du texte anglais ne nous permette pas de le citer, mais tout lecteur impartial qui voudra s'y reporter ne pourra en aucune facon admettre les conclusions du médecin anglais. (Voy. Peacock, *The influenza epidemy catarrh fever of* 1847-48. London, 1848.)

Plus récemment en 1859, un médecin exerçant dans la Louisiane, le docteur Paget, a décrit une épidémie paludéenne de forme catarrhale, qui a sévi à la Nouvelle-Orléans, particulièrement sur les enfants, pendant l'épidémie de fièvre jaune de 1858. Cette mention que nous trouvons dans l'article catharrhe du dictionnaire encyclopédique des sciences médicales qui est signé Brochin, n'est suivie d'aucun détail qui permette d'affirmer qu'il y eût aucun élément grippal dans cette épidémie américaine D'autre part, l'élément paludéen, la coexistence de la fièvre jaune avec laquelle l'auteur n'établit pas une différence bien nette, sont des raisons suffisantes pour expliquer l'augmentation de volume de la rate chez les enfants en question.

Il est donc bien établi que l'augmentation de volume

de la rate est un phénomène qui n'avait pas encore été observé.

Relativement à ce phénomène, nous aurions à relever quelques particularités intéressantes : sa fréquence, son degré, sa marche, sa valeur diagnostique. Nous n'avons pas malheureusement, à notre disposition des matériaux assez nombreux pour pouvoir mettre tous ces faits en évidence d'une façon absolue. Nous tâcherons néanmoins de profiter des observations que nous avons pu recueillir à l'Hôtel-Dieu et des quelques recherches cliniques que nous avons pu faire, pour tenter une description à peu près complète.

Sur le premier point, la fréquence de l'augmentation de volume de la rate, nos observations n'ayant porté que sur un nombre restreint de malades, il est encore assez difficile d'en tirer une conclusion rigoureuse, néanmoins nous pouvons dire que ce phénomène existe au moins une fois sur trois.

Quant au degré de cette splénomégalie, il est, on le conçoit, encore plus difficile à déterminer que sa fréquence. Le cas est, du reste, le même pour toute maladie s'accompagnant d'augmentation de volume de la rate ; on peut dire si la rate est grosse ou très volumineuse, mais il est difficile de dire exactement quel est le nombre de centimètres de la dimension longitudinale. Quant à la dimension transversale, on ne peut l'évaluer d'une façon précise, la matité se confond en arrière avec celle du rein.

Il n'est pas inutile de rappeler à ce propos que l'on ne

peut apprécier le volume de la rate que par l'étendue de sa matité. Or cette zone de matité n'est nullement de même étendue que la rate. La plupart du temps rejetée en arrière par le grand cul-de-sac de l'estomac, plus ou moins dilaté dans les affections qui s'accompagnent d'atonie des voies digestives, ce viscère est déjà plus difficile à percuter qu'à l'état normal. On sait aussi que, reposant sur une masse intestinale dont la distension peut varier à l'état physiologique, la glande splénique peut, lorsqu'on la percute, donner un son tympanique sur la presque totalité de son étendue. Il n'est pas rare d'avoir de la peine à trouver la rate.

Il faut donc avoir bien présents à l'esprit les procédés qui permettent d'évaluer le volume de cet organe avant de conclure à son hypertrophie. Comme cette hypertrophie de la rate dans la grippe constitue la base de notre travail, on nous permettra d'insister sur les procédés cliniques dont nous venons de parler et que nous n'avons eu garde de négliger dans l'examen de nos malades. Qu'on songe un instant à la gravité de l'erreur qui consisterait à donner comme symptôme fréquent de la grippe un phénomène dont l'existence serait illusoire, et l'on comprendra pourquoi nous tenons à n'avancer une telle proposition qu'après nous être entouré de toutes les garanties nécessaires. Exposons donc en détail la façon dont on doit procéder pour évaluer la zone de matité de la rate. Nous disons la zone de matité de la rate et non le volume réel de la rate parce que, comme nous venons de le dire, le volume apparent peut seul être connu et la comparaison de ce volume apparent dans l'état de maladie avec le même volume dans l'état de santé donnera au médecin l'évaluation qu'il lui importe de connaître.

Le premier soin consiste à donner une attitude convenable et toujours la même à tous les malades. On se souviendra que la rate, disposée verticalement, est recouverte par les 9e, 10e et 11e côtes gauches. C'est donc cette région qui sera percutée. La palpation ne pouvant révéler que de notables augmentations de volume que nous n'avons pas vues dans la grippe, nous ne nous occuperons donc pas de ce mode d'exploration, quoique en réalité, il soit utile dans tous les cas d'y avoir recours.

Le malade sera placé comme le recommande Piorry, dans le décubitus latéral droit, le bras gauche relevé sur la tête et laissant par conséquent à découvert toute l'étendue de la région à examiner. M. Ernest Besnier (art. *Rate,* in *Dict. Encycl.*) trouve comme Ziemesen, qui a vivement critiqué l'attitude prescrite par Piorry, que la position verticale est plus commode. Elle permettrait, d'après le premier de ces auteurs, de mieux pratiquer l'examen de la région inférieure que la saillie de l'os iliaque, peut rendre gênante. Niemeyer pense qu'il ne faut pas s'astreindre à une règle absolue, mais au contraire se conformer aux diverses circonstances qui peuvent se présenter : par le décubitus latéral droit, dit-il, la matité splénique devient plus petite, on fera donc bien d'examiner le malade dans différentes positions et lorsqu'on veut contrôler si la matité augmente ou diminue, il faut noter exactement dans quelle position du corps on a dessiné la dernière surface mate.

Quant à nous, nous avons invariablement percuté la rate avec le plessigraphe de M. le professeur Peter, après avoir fait prendre aux malades le décubitus latéral droit, et voici pour quelles raisons : nos malades étaient sinon tous très prostrés et incapables de se tenir debout, au moins très fatigués et n'auraient pas voulu se prêter à un examen prolongé et varié.

D'autre part, il était nécessaire de faire dans tous les cas le même mode d'exploration, dans les mêmes conditions pour pouvoir les comparer entre eux. Enfin, une aussi grande précision est-elle bien nécessaire, et dans ces recherches minutieuses qui consistent à rechercher de combien de lignes la rate a pu varier d'un jour à l'autre et quel est exactement le contour de la zone mate, y a-t-il autre chose que de la curiosité ? Pour nous, le véritable intérêt réside dans cette question : la rate est-elle normale ou grosse ?

Nous avons dit plus haut que la zone de matité n'est pas en rapport avec l'étendue splénique véritable et nous avons spécifié que seule cette zone normalement observée avait de la valeur. Il est cependant intéressant de savoir conclure de la zone de matité constatée, au volume réel de la rate. Or, on sait que les diamètres apparents fournis par la percussion sont inférieurs dans des proportions considérables que l'on peut évaluer à la moitié au moins, le plus ordinairement, aux diamètres réels de la rate. « La matité normale de la rate, dit de Niemeyer, s'étend du bord supérieur de la onzième côte jusqu'à la neuvième, en avant elle est limitée par une ligne qui, partant de l'extrémité antérieure de la onzième côte, se dirige vers le mamelon; en arrière la matité de la rate se confond avec la matité donnée par le rein gauche. Son plus grand diamètre mesure à peu près 5 centimètres. » On voit que cette matité normale à maximum de 5 centimètres de longueur est notablement inférieure aux chiffres donnés par les anatomistes.

D'après Sappey qui a pris la moyenne de dix rates d'adultes de 22 à 65 ans, la longueur a oscillé de 140 à 105 millimètres; la largeur de 110 à 65 millimètres, nous ne tenons aucun compte de l'épaisseur qui n'est pas appréciable sur le vivant), ce qui donne comme moyennes :

Longueur,	12 centimètres.
Largeur,	8 centimètres.

D'après Frerichs la longueur varierait de 11 à 13 centimètres et la largeur de 8 à 9 centimètres.

Ces divergences insignifiantes prouvent seulement, comme le fait du reste remarquer le professeur Sappey, qu'il n'est aucun organe de l'économie dont le volume soit aussi variable que celui de la rate.

De notre côté, nous avons cherché pour donner plus de précision à nos investigations sur les rates des malades atteints de grippe, quelle était la zone de matité longitudinale obtenue chez des individus sains ou atteints d'affections ne s'accompagnant jamais de splénomégalie. Voici les chiffres que nous avons obtenus d'après le diamètre vertical, le seul véritablement mesurable :

Ataxique.	3	centimètres.
Angine phlegmoneuse.	4	—
Tuberculeux.	4	—
Tuberculeux.	5 1/2	—
1° Individu sain.	3 1/2	—
2° Individu sain.	3 1/2	—
3° Idem.	5	—
4° Idem	4	—
Moyenne.	4 1/2	—

Chez huit individus dont quatre sont sains puisque les expériences ont porté sur des étudiants en médecine en parfaite santé et dont quatre autres pouvaient être considérés comme sains au point de vue splénique, nous avons donc trouvé une moyenne de 4 centimètres pour le diamètre vertical.

Nous n'avons pas jugé à propos de multiplier ces recherches parce qu'elles nous ont donné des résultats semblables à ceux que nous indiquait de Niemeyer, et d'autre part parce que ces évaluations sont difficiles à préciser; chacun de ces chiffres, en effet, devrait être précédé du mot environ. Nous avons dû nous y prendre à plusieurs reprises chez ces différents sujets pour trouver une matité relative bien nette. Au premier examen il nous semblait que toute la région était sonore. Ce n'est qu'en percutant plusieurs fois de suite et avec une force différente chaque fois que nous avons pu déterminer une zone de submatité et non de matité franche que nous avons marquée au crayon au niveau de sa périphérie pour donner le maximum de précision possible à ce genre de recherches.

En comparant ces résultats d'explorations chez des individus sains avec ceux obtenus chez des malades atteints de grippe, nous avons constaté des différences très notables. Nous ferons tout d'abord remarquer que sur nos quinze observations nous avons noté dix fois la splénomégalie. Il ne faudrait pas en inférer que l'augmentation de volume de la rate existe dans la majorité des cas. Cela tient simplement à ce que nous avons tenu à publier surtout les cas dans lesquels nous avons constaté ce symptôme.

Ainsi dans les observations I, II, IV, VIII et X, nous ne le trouvons pas noté. Il existe au contraire à des degrés variables dans toutes les autres. Dans l'observation I, il s'agit d'une grippe simple chez un tuberculeux au début; l'observation II est relative à une grippe avec une manifestation presque exclusive sur le tube digestif. Le n° VIII est une grippe normale et le n° X une grippe avec névralgie sciatique.

Dans l'observation III, où il s'agit d'une grippe à prédominance angineuse, la splénomégalie était assez considérable. La percussion dénotait une matité de 8 à 10 centimètres. De même dans l'observation V où la forme intestinale s'accentue.

Dans l'observation VI, il s'agit d'une grippe avec ictère. Cette fois la matité peut être évaluée à environ 12 centimètres, mais elle nécessite des réserves formelles sur lesquelles nous insistons plus loin. Mêmes réserves à faire au sujet du malade qui fait le sujet de l'observation VII, qui avait eu autrefois des accidents palustres.

Chez le malade de l'observation IX qui a eu une grippe bénigne, la splénomégalie, sans être très considérable, est cependant évidente.

Chez la malade de l'observation XI, qui présente une forme névralgique (trijumeau), nous trouvons la matité splénique évaluée à plus d'un travers de main.

L'observation XII concerne une femme atteinte de grippe et de pleurodynie. Sa rate a présenté pendant toute la durée de sa maladie une submatité étendue.

Enfin dans trois cas de localisation pulmonaire, la rate a été, pendant toute la durée de la maladie, très volumineuse; chez d'eux d'entre eux nous trouvons 8 à 10 centimètres.

En négligeant deux cas douteux, l'un relatif à un ictère qui n'était peut-être pas exclusivement sous la dé endance de la grippe et l'autre relatif à un malade autrefois palustre, nous possédons dix observations dans lesquelles la rate a été trouvée plus ou moins volumineuse pendant toute la maladie.

Il serait inutile d'insister plus longuement sur la démonstration de l'augmentation de volume de la rate dans la grippe. Disons maintenant comment ce phénomène se comporte, c'est-à-dire quelle est sa marche clinique.

Nous ne saurions dire à quel moment il apparaît. Lorsque nous l'avons constaté, c'est au moment même de l'entrée des malades, c'est-à-dire chez des gens déjà souffrants depuis plusieurs jours. Chez ceux qui n'ont pas eu d'augmentation de volume de la rate à leur entrée, ce symptôme ne s'est pas manifesté plus tard. Ceux au contraire qui le présentaient sont sortis de l'hôpital sans qu'il se soit le moins du monde modifié. Les malades sont partis avec leur grosse rate. Comme nous ne les avons pas revus, nous ne savons quelle est la marche ultérieure de cette splénomégalie, mais il est présumable que, comme celle de la fièvre typhoïde, elle finit par disparaître au bout d'un certain temps. Il est inutile d'ajouter que nous nous sommes toujours assuré que la splénomégalie ne pouvait dépendre d'aucun autre état morbide que la grippe.

En résumé, dans la grippe, il y a environ une fois sur trois cas, une augmentation variable mais évidente du volume de la rate. Ce phénomène n'existe peut-être pas dans toutes les épidémies. Néanmoins il n'a plus la valeur diagnostique qu'on lui attribuait, et c'est sur d'autres signes qu'on devra se fonder pour différencier la grippe de la fièvre typhoïde. Enfin il affirme à nouveau la nature infectieuse de l'influenza.

FORMES CLINIQUES ET OBSERVATIONS

Nous réunissons dans ce chapitre plusieurs exemples de grippe qui démontrent les différentes propositions que nous avons avancées dans les deux chapitres précédents : à savoir les caractères cliniques qui imposent le diagnostic de grippe et l'augmentation de volume de la rate dans quelques-uns de ces cas. Ces exemples nous montrent en outre quelques localisations intéressantes de l'influenza, telles que l'angine, l'ictère, la pleurodynie, les troubles gastriques, les névralgies et surtout les inflammations broncho-pulmonaires. Notre première observation nous montre un homme tuberculeux au début, qui est pris d'une grippe dont les symptômes peu intenses ne se confondent pas avec ceux de la tuberculose encore à l'état latent et qui se termine d'une façon favorable.

Observation I

Le nommé H... (Louis), âgé de 38 ans, serrurier, entre à l'Hôtel-Dieu le 1er décembre 1883, salle Saint Christophe, n 1.

Pas de maladie jusqu'à l'année 1874. Depuis cette époque, bronchites répétées. Pituites le matin, cauchemars, pas de tremblement des mains. Léger degré d'alcoolisme.

Il y a dix jours, début de la maladie par un point de côté à droite, du malaise, des frissons, de la céphalalgie. Depuis trois jours, coryza intense et éternuments répétés avec courbature et douleurs musculaires dans les membres, surtout intenses le lendemain de l'apparition du coryza. Le mal de tête a été plus intense à partir de ce moment, ce qui rend probable l'hypothèse de propagation du catarrhe aux sinus frontaux.

Expectoration peu abondante et aérée, muco-purulente.

Le malade prétend avoir de la peine à respirer, mais moins fort qu'au début de la maladie.

Actuellement les douleurs des membres n'existent plus, le malade est très courbaturé, mais pas prostré. Il a eu, à ce qu'il prétend, des sueurs la nuit depuis un mois; mais n'a maigri que depuis dix jours.

A l'auscultation, râles sibilants et ronflants disséminés dans toute l'étendue de la poitrine. Malgré le point de côté à droite, on n'entend rien de particulier. La rate est normale.

Le 7 *décembre.* — Point de côté à droite plus intense. Matité dans le tiers inférieur du poumon droit. Dans la région de l'aisselle diminution du murmure vésiculaire et frottements. Pas de souffle ni d'égophonie.

Le 11 *décembre.* — Expectoration toujours abondante. Dans ces derniers jours, le malade a rendu quelques crachats sanglants. L'expectoration est composée de stries jaunâtres, compactes, nageant dans un liquide séreux. Expiration rude, prolongée, tubaire dans la fosse sus-épineuse droite. Mêmes signes que le 7 à la base droite. La bronchite généralisée constatée au début a disparu.

Le 24 *décembre.* — Exéat guéri de sa grippe, mais il existe au sommet droit un souffle tubaire, indice d'une lésion tuberculeuse qui va évoluer.

Les observations II et III nous donnent des exemples d'angine dans le cours de la grippe. Cette localisation a été peu intense dans les deux cas, mais dans le second elle s'est accompagnée d'un gonflement rétro-maxillaire en rapport sans doute avec une fluxion parotidienne. Dans le cas en question, la tuméfaction dont nous parlons ne pouvait être confondue avec une adénopathie et du reste cet engagement parotidien a été signalé comme compliquant l'angine grippale, par les auteurs du compendium. Cet engorgement était douloureux.

Observation II

L... (Zélie), 23 ans, domestique, entre à l'Hôtel-Dieu, salle Sainte-Jeanne, le 29 avril 1884.

Pas de gourmes, mais maux d'yeux fréquents dans l'enfance. Pas de glandes au cou. Fluxion de poitrine à l'âge de 10 ans.

A Paris depuis six mois. Il y a un an, elle a eu pendant huit jours des accidents analogues à ceux pour lesquels elle vient se faire soigner maintenant. A la suite de ces accidents, trois semaines après, elle a eu pendant cinq mois du rhumatisme articulaire. La convalescence a duré trois mois.

Depuis sa convalescence, elle souffre encore de temps en temps de douleurs vagues dans les articulations et dans les masses musculaires des membres, mais ces douleurs ne persistent pas et ne présentent pas de localisation bien déterminée.

Dernière apparition des règles le 25 avril ; celles-ci se sont supprimées brusquement samedi dernier 26, au lieu de durer trois jours comme d'ordinaire.

Vendredi dernier, début par malaise, courbature générale, céphalalgie, inappétence, dyspnée, frissons et rhume de cerveau.

Le lendemain accentuation des mêmes symptômes et apparition du mal de gorge. Fièvre intense, toux. La dysphagie n'était pas très accentuée.

Etat actuel. — Le rhume de cerveau persiste. La gorge est rouge, et il y a de la douleur en avalant. La langue est blanche et étalée, portant l'empreinte des dents.

La toux se manifeste par quintes assez fréquentes et ne donne lieu à aucune expectoration. Pas de point de côté. Rien aux poumons.

Constipation. Pas de taches. La rate ne présente rien d'anormal.

Cœur à souffle systolique s'entendant dans toute la région, mais avec maximum à la base, au niveau de l'orifice pulmonaire.

2 *mai*. — Pas de fièvre, 37°. La toux est fréquente, mais l'auscultation de la poitrine ne fait entendre aucun bruit anormal.

Amélioration générale. Sensation d'oppression constante due à l'état du cœur. La malade est guérie de sa grippe.

10 *mai*. — On constate un ralentissement du pouls 40 à 45 pulsations.

Double dédoublement des bruits du cœur, quatre bruits au lieu de deux. Le premier bruit est soufflant.

11 *mai*. — Véritable asythmie. Palpitations. La malade est renvoyée pour refus de traitement.

Observation III

P... 35 ans, confectionneuse, entre à l'Hôtel-Dieu, salle Sainte-Jeanne, lit n° 22, le 30 décembre 1883.

Père et mère morts de la poitrine. Trois frères et une sœur morts poitrinaires. N'a jamais habité avec eux, ni avec personne qui soit malade de la poitrine.

Cette femme n'a jamais été très bien portante : attaques d'hystérie fréquentes, rhumatisme articulaire en 1870, pour lequel elle a gardé le lit pendant quatre mois. Bronchites fréquentes, menstruations régulières, mais abondantes. Pas de malaria.

Elle est malade depuis quinze jours. Début par de la toux, des frissons et de la douleur rétro-sternale. Pas de point de côté. Insomnie depuis quatre nuits. La malade est très accablée et se plaint d'avoir mal partout. Céphalalgie intense, surtout frontale. Mal de gorge intense. Coryza au début, éternuments, pas d'épistaxis.

A deux reprises différentes vomissements alimentaires. Constipation habituelle, persistant actuellement.

La respiration est sibilante.

Rougeur considérable de l'isthme du gosier et du pharynx. La luette est très tuméfiée. Les amygdales sont très saillantes. En arrière des angles du maxillaire, de chaque côté, il existe un gonflement mollasse et douloureux, sans changement de couleur à la peu. Ce gonflement est diffus et ne forme pas de saillie qu'on puisse confondre avec des ganglions tuméfiés.

La percussion de la région splénique dénote une augmentation de volume manifeste de la rate. La matité longitudinale peut être évaluée à un travers de main au moins, c'est-à-dire à 8 ou 10 centimètres ; rien, excepté la grippe, ne peut expliquer cette hypertrophie.

Hémianalgésie gauche.

3 *janvier*. — Les symptômes généraux se sont anéantis, il n'existe plus que l'angine et encore un peu de coryza. Plus de céphalalgie.

12 *janvier*. — Exéat complètement guérie, mais avec une rate volumineuse.

Nous allons exposer successivement trois cas de grippe à manifestations sur les organes digestifs. Nous avons vu dans la précédente observation que la malade avait eu des vomissements alimentaires d'une façon passagère. Voici un cas d'embarras gastrique grippal, un second cas de grippe avec diarrhée catarrhale et un troisième avec ictère. Les symptômes concomitants de ces trois états ne permettent pas à notre avis d'en faire des catarrhes non dépendant de la grippe. Ces faits ne sont pas du reste, isolés. Plus des deux tiers des malades qui s'étaient présentés à la consultation du bureau central en avril 1867 étaient atteints de diarrhée catarrhale ou d'état bilieux, comme le montre le rapport de la commission des maladies régnantes. Dans quelques épidémies on a noté une teinte subictérique des conjonctives ou des téguments, une sensibilité de l'hypochondre droit et de l'épigastre (Peacock) On a vu surtout au début de la maladie, des vomissements fréquents et abondants de matières bilieuses. Chez les malades observés par Vigla en 1837, le vomissement était rare chez l'homme et presque constant chez la femme; il n'y avait souvent qu'un vomissement au début de la maladie. La diarrhée d'après le même auteur serait plus fréquente chez l'homme que chez la femme; elle peut être séreuse, muqueuse, bilieuse et a sévi tantôt au début l'épidémie de 1837) tantôt à la fin de la maladie (épidémie de 1743). La constipation est plus rare que la diarrhée dans certaines épidémies. Elle peut au contraire prédominer.

Observation IV.

P... (Alexandre), 30 ans, cocher, entre à l'Hôtel-Dieu, salle Saint-Christophe, le 3 juin 1884.

Bonne santé antérieure. Syphilis, il y a neuf ans, pour laquelle il a été traité à l'hôpital du Midi. Pas d'accidents actuels. Cauchemars la nuit, pituites le matin, pas de tremblement.

Début de la maladie il y a cinq jours par du malaise, de la fièvre et des frissons. Pas de point de côté.

Hier, rhume de cerveau et saignement de nez. Courbature générale et accablement assez intense. Céphalalgie frontale. La langue est blanche et humide, pas d'angine. Le malade répond nettement et n'a ni vertiges, ni bourdonnements d'oreilles. Un peu d'oppression et de toux, rien à l'auscultation. La constipation es absolue depuis huit jours. Le ventre n'est pas notablement ballonné et il n'existe aucune tache rosée. Anorexie, vomissements bilieux au début. Pas de matité appréciable au niveau de la rate. Emito-cathartique.

5 *juin.* — Amélioration générale au point de vue de la courbature et de l'accablement. Peu de rhume de cerveau. L'appétit est médiocre.

8 *juin.* — Le malade est encore un peu fatigué, il mange assez bien.

Exeat le 14, complètement guéri.

Observation V.

B... (Marguerite), 31 ans, ménagère, entre le 20 décembre 1883 à l'Hôtel-Dieu, salle Sainte-Jeanne, n° 11.

Pas de maladie avant 1879. A cette époque fièvre typhoïde soignée à Saint-Antoine pendant dix-huit mois, la fièvre typhoïde ayant été suivie d'une bronchite chronique. Six mois après la sortie, la santé était parfaite.

Il y a trois semaines, malaise, inappétence, céphalalgie, insomnies persistantes. Vomissements, pas d'épistaxis.

Coryza actuellement guéri, pas d'angine, même avant l'entrée. Toux incessante et très pénible avec dyspnée et fièvre intenses.

L'accablement est très notable et la malade se trouve brisée et anéantie.

A l'auscultation on trouve des râles sibilants et ronflants dans toute l'étendue de la poitrine, quelques râles sous-crépitants vers les bases.

L'angine splénique est le siège d'une submatité très étendue, environ 10 centimètres. Pas de ballonnement du ventre ni de taches rosées.

21 *décembre.* — Apparition de quelques vésicules d'herpès à la lèvre inférieure.

24 *décembre.* — Diarrhée abondante depuis avant-hier, ballonnement du ventre et douleurs vives dans tout l'abdomen. La malade n'a rien mangé qui puisse expliquer cette complication.

25 *décembre.* — Chute de la température à 37°. Amélioration marquée de l'état général. Même état de l'auscultation pulmonaire.

Exéat dans les premiers jours de janvier, très améliorée depuis le 25 décembre, mais présentant une faiblesse générale.

Observation VI.

La nommée V... (Louise), blanchisseuse, 43 ans, entre à l'Hôtel-Dieu le 24 juin 1884, salle Sainte-Jeanne, n° 2.

Bonne santé antérieure, ni syphilis, ni malaria. Il y a dix jours malaise fébrile à la fin de sa journée, mal de tête et perte de l'appétit, vomissements bilieux qui n'ont pas reparu depuis.

Le lendemain, courbature générale, coryza et faiblesse qui la forcent à garder le lit. Pas de toux, légère dyspnée. Une épistaxis. Anorexie complète et constipation.

Le 17 mai, c'est-à-dire trois jours après le début de la maladie, la malade s'aperçoit qu'elle est un peu plus jaune et consulte un médecin qui la purge.

Voyant qu'elle n'allait pas mieux, cette femme se décide à entrer à l'hôpital, et se montre à nous dans l'état suivant :

Il n'existe plus de courbature ni d'accablement, le rhume de cerveau n'existe plus, on ne constate que des troubles digestifs.

La langue est sale et recouverte d'un enduit blanchâtre. La malade à un goût pâteux et amer dans la bouche.

La constipation est légère et les selles sont décolorées. Les conjonctives et la peau présentent une teinte subictérique; quelques douleurs au niveau du foie ; urines bilieuses.

La région splénique dénote une matité assez considérable, environ 12 centimètres. Le foie n'est pas gros, la douleur de la région rend sa palpation difficile.

31 *mai.* — La malade a eu un saignement de nez hier. Pas de douleur au niveau du foie, teinte ictérique moindre, mais les selles sont encore décolorées.

10 *avril.* — Exéat guérie, mais conservant une rate grosse.

Bien que nous n'ayons pas trouvé d'alcoolisme notable et

aucun signe évident de lithiase biliaire, nous ne pouvons nous empêcher de faire quelques réserves au sujet de cette observation. Si la grippe a été incontestable, d'autre part la lithiase biliaire est fréquente chez la femme, ses formes frustes ne sont pas rares et la splénomégalie peut dépendre d'un état hépatique que l'examen ne permet pas toujours de révéler.

Quoi qu'il en soit, l'examen de cette malade nous a convaincu qu'il s'agissait d'un ictère et de troubles gastriques sous la dépendance de l'état grippal.

Voici maintenant trois observations de grippe normale ne présentant dans leur évolution bénigne aucune localisation intéressante, mais qui méritent d'être rapportées en raison de leur forme classique.

Observation VII.

D... (Gustave), 40 ans, coupeur, entré le 29 avril 1884 à l'Hôtel-Dieu, salle Saint-Christophe.

En 1868, fièvres en Algérie ; en 1870, nouvelle atteinte.

Il y a quatre ans, fièvre intermittente soignée dans le service de M. Gérin-Roze.

En Algérie, excès de boissons (absinthe). Autrefois, pituites, cauchemars; ces phénomènes ont disparu actuellement. Pas de tremblement.

Il y a eu vendredi huit jours, cet individu a été pris de frissons, de céphalalgie et de point de côté à gauche.

Depuis huit jours, toux, rhume de cerveau, courbature générale, douleur frontale interne.

Depuis quelques jours, accès de fièvre revenant le matin de huit heures à dix heures, tous les deux jours.

La rate est un peu grosse; mais en raison de cette association de la grippe avec la malaria qu'elle paraît avoir rappelée, nous ne pouvons attribuer à l'état de la rate aucune valeur comme symptôme de la grippe.

Rien à l'auscultation du poumon.

Exéat guéri après quelques jours.

Observation VIII.

La nommée F... (Josephine), 24 ans, journalière, entre à l'Hôtel-Dieu, le 23 mai 1884, salle Sainte-Jeanne.

Abcès dans la gorge tous les ans : pas d'autre maladie. Elle a sevré une petite fille, il y a quinze jours, après l'avoir nourrie pendant huit mois. Elle a été assez souffrante pendant sa grossesse, mais a eu un accouchement facile. Deux jours après menace de péritonite. Au bout de quinze jours, abcès dans la gorge.

Depuis le sevrage de son enfant, douleurs à l'estomac et dans la tête. Accès de fièvre, frissons et sueurs. Pas d'épistaxis, coryza, pas de toux, pas d'angine, courbature marquée, pas d'insomnie. Douleur céphalalgique prédominante au front et à la nuque. Pas de vomissements. Crises de douleurs gastriques pendant la nuit. Constipation, une selle seulement tous les deux ou trois jours. Coliques. La rate est normale.

Rien à l'auscultation du cœur et des poumons.

Douleurs abdominales superficielles, sans doute musculaires.

Exéat le 21 mai, guérie.

Observation IX.

Le nommé P... (Jean), 18 ans, boucher, entre le 18 janvier 1884, à l'Hôtel-Dieu.

Pas de maladies antérieures. A Paris depuis six mois. Il tousse depuis quinze jours. Rhume de cerveau et angine depuis deux ou trois jours; petits frissons revenant le soir.

Actuellement fièvre légère, courbature générale et mal de tête très intense occupant surtout le pourtour des yeux.

Pas d'insommie complète, pas de diarrhée.

Légère dyspnée, un peu de sibilance de la respiration. La rate sans être augmentée de volume, présente une matité plus grande qu'à l'état normal.

Exéat guéri le 25 janvier, avec la rate dans le même état.

Nous rapportons ci-dessous deux observations de grippe avec manifestation, l'une sur le nerf trijumeau, la seconde sur le nerf sciatique.

Ces manifestations ont été bien des fois observées, et si elles nous paraissent dignes d'être rapportées, ce n'est pas à cause de leur rareté, mais à cause de la prédominance de ces névralgies qui peuvent seules attirer l'attention et marquer l'état général dont elles dépendent.

Nous rappellerons que, pendant l'épidémie de 1847, Lemeastre a observé plusieurs fois des névralgies temporales, sous-orbitaires, dont les accès ont revêtu souvent le type périodique. La même année, à Londres, Peacock a noté des douleurs rhumatismales intermittentes surtout dans la face et dans la tête. En 1869, Massenet a signalé des névralgies orbitaire, occipitale, intercostale, lombo-abdominale et sciatique, qui ont compliqué l'épidémie grippale.

Observation X.

N... (Julie), couturière, 16 ans, entre à l'Hôtel-Dieu le 24 mai 1884.

Bonne santé antérieure. Malade seulement depuis trois jours. Début par malaise, courbature, fièvre et rhume de cerveau. Toux insignifiante.

En se levant, le 22 au matin, elle a senti une douleur dans la région postérieure de la cuisse droite, qui l'a gênée toute la journée pour marcher. Le soir, entraînée malgré elle à jouer avec des camarades, elle ressentit une telle douleur en cherchant à courir qu'elle éprouva une syncope. Depuis ce moment elle ne peut plus marcher.

Actuellement elle n'est ni très fatiguée ni très accablée. Elle a seulement un peu de dyspnée, de rhume de cerveau et de l'inappétence; elle ne peut ni marcher, ni soulever sa jambe du lit. La névralgie n'est pas très intense, mais se réveille par la pression sur les points lombaire, iliaque et trochantérien. Le maximum de la douleur se fait sentir entre le grand trochanter et l'ischion.

Rien à noter du côté de la rate.

Observation XI

D... (Jeanne), concierge, 48 ans, entre à l'Hôtel-Dieu le 17 juin 1884.

Cette malade présente des troubles cérébraux depuis une peur violente qu'elle a eue il y a une huitaine de jours, aussi est-il difficile d'obtenir des renseignements précis.

Malade depuis six jours, elle a eu, à la suite d'un refroidissement, dit-elle, de la fièvre et de la courbature. Coryza et conjonctivite encore intenses actuellement.

Toux assez fréquente et anorexie ; vomissements il y a quelques jours.

La malade se plaint surtout de la tête. Sa douleur est permanente, mais sous forme d'élancements. Du côté gauche, on provoque une douleur extrêmement vive en exerçant une pression au niveau des points sus et sous-orbitaires.

Pas de diarrhée. La rate offre un matité qui peut être évaluée à plus d'un travers de main. On ne trouve aucune manifestation alcoolique et rien qui, dans l'état des autres organes, puisse expliquer cette augmentation de volume. Pas de malaria antérieure ; la malade a toujours habité Paris.

Nons allons terminer cet exposé par la publication de trois observations de pneumonie et de broncho-pneumonies grippales. Nous les ferons précéder d'une observation de pleurodynie dans laquelle les manifestions pulmonaires ont existé au minimum. Dans l'observation de broncho-pneumonie, nous trouvons en même temps une pelvi-péritonite légère. Les localisations de la grippe sur les organes génitaux ne nous sont pas connues, et bien qu'on ait signalé dans presque tous les cas de grippe de l'épidémie du département de la Vienne (1837) des métrorrhagies, nous nous refusons pour le moment à mettre sur le compte de la grippe la complication dont nous parlons. Les causes des désordres du côté de l'appareil génital de la femme sont nombreuses, variées, souvent ignorées ; ce sont là de bonnes raisons pour justifier notre réserve.

On a attribué à la grippe une foule d'accidents morbides, dont un grand nombre n'ont dû être évidemment que l'effet de pures coïncidences, tels que les convulsions, l'apoplexie, l'aliénation mentale. Mais il n'en est pas de même, comme le fait remarquer Brochin (Dict. Encycl, art. *Catarrhe*) des douleur névralgiques et rhumatismales, des ophtalmies, des otites, des angines, des pleurésies et des diarrhées qui ont pu effectivement se rattacher plus ou moins directement comme épiphénomènes ou comme manifestations secondaires au fond commun de la constitution régnante.

Ainsi dans l'épidémie de grippe de 1837, parmi les phénomènes graves qui tantôt compliquaient la grippe, d'autres fois la continuaient ou la complétaient en quelque sorte, faisant corps avec elle et en étant la manifestation locale la plus élevée, il faut signaler la pneumonie ou même les pneumonies. En effet, les manifestations pneumoniques n'ont certainement pas été identiques dans les différentes épidémies ni même dans les différents cas de chacune d'elles, car les différents auteurs ne les ont pas vues tous avec les mêmes caractères.

Voici par exemple les caractères assignés par Piorry aux pneumonies grippales de 1837. Elles succédaient en général à la bronchite, leur invasion était lente, successive. Il y avait d'abord de la faiblesse, puis absence de respiration ; on ne trouvait ni ronchus crépitants, ni matité, la respiration devenait très promptement tubaire, sans être précédée de râles. Les crachats étaient spumeux, légèrement rouillés, plus tard nummulaires, opaques. Le siège prédominant était la base et les symptômes asphyxiques étaient très accusés.

Monat remarqua, la même année, que toutes les pneumonies avait le cachet de l'épidémie régnante. Nous n'avons pas l'intention de passer en revue les différentes épidémies de pneumonie grippale. Nous y trouverions des rapprochements et des différences intéressantes à établir avec les faits que nous rapportons; mais nous avons seulement l'intention de montrer la nature grippale des pneumonies que nous avons observées ; ce que démontre suffisamment, croyons-nous, leur mode d'apparition, leur subordination aux phénomènes généraux constants de l'influenza, la mobilité des signes physiques et enfin l'augmentation de volume de la rate qui, dans ces trois cas, s'est manifestée de la façon la plus évidente.

Observation XII

D... (Juliette), 19 ans, domestique, entre à l'Hotel-Dieu le 15 janvier 1884.

A Paris depuis deux ans et bien portante avant son arrivée à Paris. N'a jamais eu aucune indisposition. Malade depuis trois mois et demi. Depuis ce temps, vomissements bilieux survenant le matin et dans la journée. Diarrhée : 15 à 20 selles par jour avec douleur en allant à la garde-robe. Elle a craché quelques filets de sang en toussant.

Tous ces phénomènes avaient disparu lorsqu'elle entra à Tenon, il y a une quinzaine de jours ; pour un point de côté à la base du thorax, à droite, et par des douleurs dans l'épaule. Mal de gorge intense avec dysphagie ; frissons le soir et la nuit avec amélioration le matin, douleur à droite en respirant, tels sont les symptômes qu'elle a éprouvés à Tenon d'où elle sortie il y a quatre jours. Le coryza et la courbature ont été médiocres.

Actuellement, matité à la base droite, plus accentuée sur le côté ; à l'auscultation, simplement un peu d'obscurité de la respiration. Pleurodynie dans toute la région droite du thorax. Foie un peu gros, submatité splénique assez étendue. Rien au cœur.

Observation XIII.

J... (Joséphine), 18 ans, domestique, entre à l'Hôtel-Dieu le 29 avril 1884.

Pas de gourme dans l'enfance, aucune maladie dans sa jeunesse. Réglée à 10 ans et toujours bien réglée. Elle n'a eu ni enfant ni fausse couche.

Il y a deux mois, pleurésie gauche, soignée à l'hôpital Saint-Antoine et ayant duré un mois.

Dernière apparition des règles il y a quinze jours. Elles sont survenues à l'époque habituelle et n'ont présenté aucun phénomène anormal, soit comme quantité, soit comme durée.

Il y a quinze jours, invasion d'une grippe des mieux caractérisées : malaise fébrile, céphalalgie, courbature, coryza et toux.

Trois ou quatre jours avant l'apparition des dernières règles, la malade souffrait déjà du ventre; la douleur a augmenté depuis lors.

Vomissements avant-hier (alimentaire et bilieux).

Etat actuel. — Toucher vaginal : chaleur intense du vagin, col petit, inégalité dans les culs-de-sac; douleur à ce niveau. Le col est mobile, un peu incliné à gauche. Le doigt ramène du pus. Les lèvres du méat urinaire sont tuméfiées, mais la pression ne fait pas sortir de pus.

Rien au cœur ni aux poumons. Les symptômes généraux de la grippe, courbature, céphalalgie, etc..., persistent, mais la pelvi-péritonite peut avoir sa part dans la production de ce phénomène. Ce qu'il y a de certain, c'est que la rate est nettement augmentée de volume; la matité comprend au moins 8 à 10 centimètres.

Le facies est grippé, légèrement abattu. Fièvre assez vive, langue blanche, anorexie, nausées continuelles. Le ventre est le siège d'une douleur continue. Léger météorisme. Les douleurs siègent dans toute la région hypogastrique et présentent des exacerbations.

Depuis avant-hier, diarrhée ayant succédé à une purgation.

2 *mai.* — A gauche et en arrière, le poumon présente deux points soufflants : le premier au tiers supérieur, l'autre au tiers inférieur. Crachats muco-purulents, aérés, à grosses bulles, visqueux et adhérents au vase.

3 *mai.* — Le souffle s'est fixé aux deux bases et est plus marqué à droite qu'à gauche. Matité aux points soufflants.

10 *mai.* — Les points de pneumonie ont continué à se faire entendre. Le souffle a augmenté d'étendue et est remonté vers l'omoplate gauche au niveau de son angle. Ce matin, il a pris un caractère pleurétique. La matité persiste.

Depuis trois jours, expectoration visqueuse, pneumonique. La rate est encore grosse. Les douleurs de ventre ont beaucoup diminué depuis deux jours. L'état général est meilleur.

Sort guérie le 27 mai.

Observation XIV.

G... (Jeanne), 21 ans, domestique, entre à l'Hôtel-Dieu le 27 décembre 1884.

Pas de maladie antérieure. Début de la maladie il y a dix jours par rhume de cerveau, céphalalgie, frissons répétés, courbature, toux et douleur rétro-sternale. Pas d'insomnie. Pas de vertiges dans la station assise.

La langue est couverte d'un enduit blanchâtre très épais. Depuis quatre jours, apparition d'herpès aux lèvres. Pouls à 130.

Foie un peu douloureux à la pression. Léger souffle à la pointe du cœur. Rate volumineuse; on trouve environ 10 centimètres.

Auscultation : à droite et en arrière, souffle tubaire voilé à la partie moyenne ; plus bas, râles sous-crépitants de retour. A gauche, quelques râles sibilants et ronflants.

29 *décembre*. — Râles sibilants et ronflants en avant, à droite et à gauche. Nouvelle pneumonie du côté gauche au sommet.

2 *janvier*. — Faiblesse, délire, souffle à la pointe avec maximum vers l'appendice xyphoïde.

Auscultation : souffle du sommet gauche moins fort, peu de râles de ce côté. A droite, souffle moins fort également, mais comprenant les deux tiers supérieurs du poumon. Râles humides à la base du même côté.

8 *janvier*. — Souffle plus aigu, à timbre pleurétique. Râles à grosses bulles disséminés. Etat général parfait.

Sortie le 18 complètement guérie. La rate est encore grosse actuellement.

Observation XV.

N... (Marguerite), 23 ans, infirmière, entre le 22 mars 1884 à l'Hôtel-Dieu.

Teint pâle. Pas d'antécédents héréditaires. Variole à l'âge de 12 ans. Bronchite d'une durée de six semaines, il y a deux ans.

Il y a quinze jours, mal de gorge, toux, coryza, courbature, frissons répétés. Elle continue son service d'infirmière. Au bout de huit jours, frisson extrêmement intense et point de côté, fièvre beaucoup plus vive. Huit jours plus tard, syncope pendant la nuit; l'interne de garde appelé au dortoir des infirmières diagnostique une pneumonie.

Actuellement, fièvre intense, anorexie, céphalalgie, crachats rouillés nettement pneumoniques. Adynamie assez marquée.

Souffle tubaire à la partie moyenne du poumon droit. Pouls irrégulier et intermittent. Rate volumineuse.

Au bout de trois ou quatre jours, déplacement du foyer vers l'aisselle; souffle tubaire et matité sous l'aisselle. Deux ou trois jours plus tard, maximum sous le sein droit, puis sous la clavicule droite.

Dans les endroits d'où le souffle a disparu, on entend des râles crépitants nombreux très agglomérés, de volume variable, donnant presque la sensation auditive de gros râles sous-crépitants. Tout cela est très marqué, surtout sous la clavicule droite. Ce dernier foyer débordait en arrière dans la fosse sus-épineuse où on entendait quelques râles sous-crépitants.

Râles sibilants et ronflants dans toute l'étendue de la poitrine en dehors des points occupés par les foyers pneumoniques. Jusqu'au moment de la défervescence, état général mauvais, fièvre très vive. Adynamie, dyspnée. Albuminurie en certaine abondance.

Depuis la défervescence, amélioration rapide (seizième jour). Persistance de la toux. Submatité et obscurité très grande de la respiration à la base droite. Râles sibilants et ronflants persistant dans toute l'étendue de la poitrine.

Expectoration séro-albumineuse, très mousseuse. Les deux ou trois premiers jours qui ont suivi la défervescence, l'expectoration était encore pneumonique. Actuellement elle n'est que séreuse.

La rate est restée très volumineuse pendant toute la durée de la maladie.

10 *avril*. — Faiblesse assez grande, fièvre peu intense. Subma-

tité à la base droite. Respiration un peu obscure, pas de râles. Expectoration encore abondante, séro-muqueuse, avec quelques crachats compacts, gluants.

17 *avril*. — Amélioration progressive de plus en plus accentuée. Il persiste seulement encore un peu d'obscurité de la respiration et de la submatité à la base gauche.

Partie pour le Vésinet en convalescence. La rate est encore aussi grosse.

CONCLUSIONS

1° La grippe passe souvent inaperçue lorsqu'elle est légère, soit parce que ses symptômes généraux sont peu accusés, parce que ses manifestations prédominantes masquent les caractères fondamentaux de l'influenza.

2° L'augmentation de volume de la rate existe assez souvent et d'une façon très appréciable dans le cours de la grippe. Ce phénomène a de l'importance parce qu'il ne permet pas, en cas de doute, d'affirmer l'existence d'une fièvre typhoïde. D'autre part il confirme la nature miasmatique de la maladie.

3° Dans l'épidémie qui règne sur Paris depuis quelques mois, il a existé des cas de grippe à localisations intéressantes (névralgies, broncho-pneumonies, pneumonie, angine, troubles digestifs) qu'il est intéressant de rapprocher des cas semblables observés dans les épidémies antérieures.

Paris. — Imprimerie G. ROUGIER et Cie, rue Cassette, 1.

www.ingramcontent.com/pod-product-compliance
Ingram Content Group UK Ltd.
Pitfield, Milton Keynes, MK11 3LW, UK
UKHW032006260826
14628UKWH00005B/2303

9 782019 658168